RÉGLEMENTATION

DE LA

NOURRITURE DE LA PREMIÈRE ENFANCE

PAR LE Dr DESPAULX ADER

Membre du comité général des Crèches, Président du comité médical de la Crèche
de la Madeleine, membre du conseil d'administration de la Société
protectrice de l'enfance, ex-Président de la Société médicale
de l'Élysée, etc., etc.

RAPPORT

Fait au nom des membres médecins du Comité général des Crèches
et approuvé par eux

PARIS

IMPRIMERIE D. JOUAUST

RUE SAINT-HONORÉ, 338

—

1868

RÉGLEMENTATION

DE LA

NOURRITURE DE LA PREMIÈRE ENFANCE

La Crèche est une question de population,
de moralisation.

Après tout ce qu'ont écrit sur l'institution des Crèches tant d'hommes compétents, il y avait lieu de penser que les objections sérieuses faites depuis longtemps avaient été réfutées victorieusement, et que cette œuvre philanthropique et humanitaire serait enfin reconnue par l'État comme le premier échelon de la hiérarchie de l'instruction publique, comme la clef de voûte sur laquelle doit s'appuyer l'éducation première d'une nation. Il y avait lieu de penser que cette œuvre, débarrassée des obstacles dont ses détracteurs s'ingénient à l'environner, se développerait à l'aise et commencerait, dès la naissance de l'enfant, les bienfaits que lui procure seulement à trois ans la salle d'asile. Il n'en est rien pourtant, et un argument réfuté, il s'en produit bientôt un autre tout aussi peu sérieux, dont le triste but est de retarder le développement de l'œuvre. Soyons sans crainte pourtant. Pendant un temps plus ou moins long, on pourra bien voiler le flambeau de la vérité ; mais, à coup sûr, il ne sera permis à personne de l'éteindre. La Crèche est antihygiénique, disent-ils aujourd'hui, car elle laisse l'enfant pâtir en ne lui faisant donner à téter que toutes les trois ou quatre heures, c'est-à-dire deux ou trois fois pendant le temps que l'enfant y séjourne. A priori, il suffirait de visiter une Crèche pour reconnaître de suite que les enfants n'y souffrent pas de la faim ; qu'ils sont en général gros, gras, bien portants. Mais, pour donner plus de poids à notre argumentation, étudions combien de fois un enfant doit téter en vingt-quatre heures ; si une nourriture mixte lui est préjudiciable ; compulsons les ouvrages des auteurs qui se sont occupés de l'éducation du premier âge, et de l'examen comparatif de ces documents tirons les conclusions rationnelles.

Sur les cinquante mémoires que la *Société protectrice de l'enfance* a reçus sur la question qu'elle avait mise au concours en 1867 : *De l'allaitement maternel au point de vue de la mère, de l'enfant, de la société*, un tiers au moins des auteurs prétendent que l'enfant ne doit téter que toutes les quatre heures le jour, et pas du tout la nuit. Je suis loin d'accepter d'une manière absolue une pareille loi, formulée dans des termes aussi nets, aussi explicites ; et si j'ai signalé cette manière de voir, c'est pour prouver que des hommes instruits et de grande expérience peuvent la soutenir. A mon point de vue, il y a une foule de considérations qui doivent faire varier cette règle de conduite : l'âge de l'enfant, la force de sa constitution, sa vitalité, la quantité, la qualité du lait qu'il prend, le produit qu'il tire de sa nourriture, etc. — Ce sont là autant de motifs qui doivent modifier l'hygiène du nourrisson. — Poser ainsi la question de la réglementation de la nourriture de l'enfant, c'est, à coup sûr, donner beau jeu aux faiseurs d'objections.

Il faut savoir pourtant, et tous les auteurs l'admettent, qu'il existe des enfants à mauvaise constitution qui, avec le meilleur lait, le lait le plus abondant, dans les meilleures conditions d'hygiène possibles, ne progressent pas, comme ils devraient le faire, en grosseur et en force, et à six mois, époque à laquelle ils devraient présenter un poids double de celui qu'ils avaient en naissant, offrent à peine une augmentation d'un quart. Voyons maintenant ce qu'en pensent les auteurs qui ont écrit sur ce sujet.

Dans l'abrégé du *Dictionnaire des sciences médicales*, 1822, on trouve, à l'article *Nourrice :* « La nécessité de « laisser aux mamelles le temps de sécréter de nouveau « liquide, et à la femme de prendre un repos indispen- « sable, établit toujours un certain intervalle entre cha- « cun des repas de l'enfant. »

Desormaux ne précise rien quant au nombre de fois qu'un enfant doit téter en vingt-quatre heures. « Plus « un enfant est jeune, dit-il, moins il prend de lait à la « fois, et plus il doit téter souvent. Après huit ou dix

« jours, prenant plus de nourriture à la fois, il doit
« mettre plus de distance entre ses repas. »

Est-il illogique, dès lors, de supposer que dans l'esprit
de ce praticien distingué cette distance doit être de une
heure et demie à deux heures au moins?

Il ne veut cependant pas de réglementation et recom-
mande de donner à boire à l'enfant dès qu'il le demande.

Desormaux est ici en contradiction avec tous les auteurs qui admettent que souvent un enfant crie, sans
avoir besoin, soit par simple mauvaise habitude, pour se
faire prendre et bercer dans les bras de sa nourrice, où
il trouve plus de chaleur et de douces caresses, soit par
suite d'une souffrance quelconque que l'on ne reconnaît
pas de suite, souvent même à cause de douleurs, de
coliques produites par une trop grande ingestion de lait
dans l'estomac. « C'est une coutume absurde, et pourtant
« générale, que celle de présenter le sein à un enfant
« toutes les fois qu'il crie, » dit l'auteur de l'article
Enfant du *Dictionnaire abrégé des sciences médicales*.

Suivant M. le docteur Jacquemier (*Dictionnaire ency-
clopédique des sciences médicales*), « dans les cinq ou six
« premières semaines, il pourrait y avoir inconvénient à
« régler trop exactement la nourriture d'un enfant et à
« déterminer rigoureusement le nombre de fois qu'il
« doit téter en vingt-quatre heures. — Mais il n'est pas
« moins avantageux de l'habituer à mettre une certaine
« distance entre ses repas. Au bout de six à huit se-
« maines, il commence à ne plus être indifférent à ce
« qui l'entoure; il ne faut pas, dès lors, l'habituer à
« prendre et à quitter le sein à chaque instant, sans ré-
« sister à ses cris, lui apprendre à rester éveillé dans

« son berceau. C'est le moment d'introduire une cer-
« taine régularité dans l'allaitement, de laisser s'écouler
« deux ou trois heures entre chaque repas. »

M. le docteur Jacquemier conseille donc de réglemen-
ter l'allaitement, et à six ou huit semaines de ne donner
à téter que toutes les deux ou trois heures.

« Quel que soit l'âge de l'enfant, dit M. le docteur
« Donné (*Conseils aux mères*), il est toujours avantageux
« de distribuer régulièrement l'allaitement, de telle
« sorte qu'il prenne des espèces de repas à des inter-
« valles égaux, très-rapprochés d'abord, et successive-
« ment plus éloignés. Les enfants se trouvent beaucoup
« mieux de cette distribution méthodique de la nourri-
« ture que d'une alimentation irrégulière, qui tantôt
« met trop de distance entre les repas, et tantôt charge
« coup sur coup leur estomac d'une nouvelle quantité
« de substance, sans leur laisser le temps de digérer
« l'aliment qu'on vient de leur donner. Tous les bons
« observateurs sont d'accord sur ce point, et il est cer-
« tain qu'en toute chose l'organisation s'accommode
« bien de la régularité, ainsi qu'elle le témoigne par le
« retour régulier de ses actes et par les habitudes qu'elle
« contracte à l'égard de beaucoup de ses fonctions. »

Est-il possible de mieux justifier la réglementation
de la nourriture de l'enfant? Après cette argumentation,
je pourrais cesser de m'appesantir sur cette question;
mais je n'aurais peut-être pas assez convaincu les faiseurs d'objections. Continuons donc.

Quelques pages plus loin, M. le docteur Donné ajoute :
« L'enfant nouveau-né a besoin de téter fréquemment,
« non pas à chaque instant et sans mesure, comme le

« pratiquent beaucoup de nourrices, mais à des inter-
« valles rapprochés. Sauf quelques exceptions dépen-
« dantes de la force et de l'appétit des enfants, il con-
« vient de leur donner à téter environ toutes les deux
« heures pendant le jour, dans les premiers jours de
« leur existence; on doit même rapprocher encore les
« intervalles quand l'enfant est faible ou bien d'un grand
« appétit. Ainsi le maximum pourrait être fixé, dans les
« circonstances communes, à une heure et demie de
« distance, et le minimum à trois heures. » (Page 139.)
Plus loin encore, aux pages 141 et 142, on trouve :
« L'allaitement doit se ralentir et devenir moins fré-
« quent à mesure que l'enfant avance en âge. Après six
« semaines, on ne doit lui donner à téter que toutes les
« trois heures, pour qu'il soit parfaitement nourri. Il
« peut même téter moins souvent sans inconvénient, s'il
« trouve chaque fois de bonnes doses de lait dans les
« seins. »

« Un enfant de dix jours doit téter huit fois en vingt-
« quatre heures, dit M. le docteur Bouchut (*Hygiène de
« la première enfance*, 1866). A trois mois, il n'a besoin
« que de sept repas. » Plus loin, il ajoute : « De bonne
« heure, c'est-à-dire dès les premiers jours, il faut ré-
« gler les enfants et instituer leur régime de façon à les
« fortifier sans fatiguer leur estomac. Pendant le jour,
« il leur suffit de téter toutes les deux heures. Durant
« la nuit, leurs repas doivent être éloignés, afin de
« laisser à la nourrice quelque temps de repos. »

« L'allaitement irrégulier est une cause puissante
« de déperdition dans le poids des enfants, disent à
« leur tour MM. Louis Odier et René Blache. (*Quelques*

« *considérations sur les causes de la mortalité des nou-*
« *veau-nés*, 1867.) En effet, l'estomac de l'enfant,
« comme celui de l'adulte qui vient de manger, a be-
« soin de repos avant de digérer une nouvelle quan-
« tité d'aliments. L'enfant qu'on fait téter à chaque
« instant, en même temps qu'il fatigue son estomac, ne
« le remplit que de la partie la plus liquide du lait, car
« il quitte le sein au moment où la partie caséeuse et
« vraiment nutritive se présente. » Plus loin ils ajou-
tent : « Nous avons institué l'alimentation réglée et à
« heure fixe pour nos enfants. Les mères ne doivent lais-
« ser leur enfant au sein qu'environ vingt minutes, et
« ce n'est que toutes les trois heures pendant le jour et
« toutes les quatre heures pendant la nuit que nous leur
« permettons de donner à téter, abstraction faite des
« individualités. » « L'enfant doit être mis au sein deux
« heures après sa naissance. Il ne doit y rester que
« vingt à trente minutes. Il n'a besoin de téter que toutes
« les trois heures le jour s'il est robuste, la nuit toutes
« les quatre heures. » (M. Louis Odier, *Recherches sur
la loi d'accroissement des nouveau-nés.*)

Après des assertions aussi explicites d'observateurs
aussi autorisés que ceux que je viens de citer, je puis
m'arrêter, je pense. Notre propre expérience, comme
celle de tous les auteurs, nous démontre qu'il est avantageux pour la mère et pour l'enfant que ce dernier ne
tette que toutes les deux heures ou deux heures et demie dans les premières semaines de la naissance, toute-
fois après les dix ou quinze premiers jours ; plus tard,
toutes les trois heures et même quatre heures, après trois
ou quatre mois. Et faisons remarquer enfin, pour en finir

une bonne fois avec cette objection, que les enfants qui fréquentent la Crèche sont le plus souvent âgés de plusieurs mois quand les mères les y portent.

D'après M. le Dr Bouchaud, qui, à l'exemple de MM. les Drs Trélat, Racle, Natalis Guillot, en France, s'est beaucoup occupé, à la Maternité de Paris, dans les services de M. le Dr Hervieux et de Mme Alliot, et avec leur concours, de la pesée des enfants, la moyenne de la quantité de lait prise chaque jour par l'enfant depuis sa naissance jusqu'à neuf mois est :

> Le 1er jour, de 30 grammes.
> Le 2e jour, de 150   id.
> Le 3e jour, de 400   id.
> Le 4e jour, de 550   id.
> Après le 1er mois, de 650 grammes.
> Après le 2e mois, de 700   id.
> Après le 3e mois, de 850   id.
> Après le 4e mois, de 950   id.

Cette quantité persiste jusqu'à neuf mois et diminue à mesure que l'enfant prend davantage d'autres aliments.

D'après le même auteur, chez les enfants dont le développement est normal et qui tettent de huit à dix fois par jour, le poids moyen de la tetée a été successivement de 3, 15, 40, 55 grammes pendant les quatre premiers jours, de 60 à 80 grammes jusqu'après le deuxième mois, de 120 à 150 grammes après le troisième mois. Le nombre de tetées a été de dix les quatre premiers jours, de neuf après le premier mois, de sept après le deuxième et le troisième mois, et de six après le quatrième mois. Ces expériences ont été reprises l'année dernière par

MM. Odier et Blache fils, et les résultats ont été en tout semblables.

Suivant tous ces auteurs, on voit donc qu'il est nécessaire, indispensable même *de régulariser l'alimentation de l'enfant, de ne pas lui donner plus qu'il n'a besoin, et qu'une nourriture trop abondante ou irrégulière fatigue l'estomac du nourrisson et conduit aux mêmes résultats que l'inanition.* C'est ce que MM. Odier et Blache ont prouvé d'une manière irréfutable par leurs tableaux sur le développement des nouveau-nés, dressés à l'hôpital Saint-Louis, dans le service de M. le professeur Hardy.

Lorsque par une cause quelconque, faiblesse de constitution ou occupation hors du logis loin de l'enfant, la mère ne peut lui donner à téter aussi souvent que nous venons de l'établir, est-il permis de recourir á l'alimentation mixte, c'est-à-dire à l'allaitement maternel aidé de l'allaitement artificiel?

« Je ne suis pas d'avis que l'enfant prenne autre chose « que du lait jusqu'à six mois, dit M. le Dr Donné ; « si la nourrice n'est pas en état de lui en fournir en « assez grande quantité, il faut y ajouter une certaine « dose de lait de vache pour suppléer à ce défaut. »

Tous les auteurs, en général, s'accordent pour rejeter l'allaitement artificiel pur; mais, comme M. Donné, dans les cas d'insuffisance de la mère, ils admettent l'allaitement mixte ou raisonnable, comme l'appelle M. le Dr Brochard. Desormaux, MM. Jacquemier, Reis, Bouchut, l'acceptent, afin, disent-ils, de laisser un repos favorable à la sécrétion lactée. Ce que ces auteurs admettent pour les femmes riches, les femmes du monde, pourquoi ne l'admettrait-on pas également pour la femme de l'ouvrier? De cette manière, la mère qui porte son enfant à la Crèche le conserve du moins auprès d'elle, au lieu de l'envoyer en nourrice, lui prodigue l'aliment que la nature lui a donné pour continuer à le nourrir de sa propre substance, pour le conserver à la vie, pour l'élever. Sa tendresse maternelle, tenue en éveil par sa présence, le confie bien aux soins pieux de la Crèche; mais, une ou plusieurs fois le jour, suivant son âge, elle vient lui offrir son sein, elle vient l'habituer à elle et retremper son courage dans la vue de ce petit être qui bientôt la payera de ses souffrances, de ses peines, par un sourire, par une caresse. Elle le confie à la Crèche, qui, en son absence, la remplace auprès de lui, le surveille, lui calme la faim par une nourriture appropriée à sa force, à son âge, et préside par là, avec sa mère, à sa constitution future, et commence déjà son éducation morale. Pendant ce temps, la pauvre mère peut du moins travailler, gagner sa vie de chaque jour. Vaudrait-il donc mieux qu'elle mît son enfant en nourrice? MM. Husson, Brochard, Monot et tous les statisticiens répondent pour moi et avouent que cette déplorable coutume est la cause la plus puissante de dépopulation et de démoralisation. Que faire alors? l'élever au petit pot? mais le résultat serait le même. D'ailleurs, si la mère peut le garder chez elle, lui consacrer son temps, elle peut, elle doit le nourrir de son sein, et la Crèche lui devient inutile; dans le cas contraire, c'est-à-dire dans le cas où la mère ne peut le conserver chez elle, où le mettre, si la Crèche n'existe pas? Dans les garderies? L'enfant y serait-il mieux que dans nos salles? D'un côté, il trouve bon air, propreté, soins hygiéniques intelligents, bonne nourriture, bons exemples, douces caresses ; de l'autre il trouverait habitation malsaine , manque d'air , mauvaise nourriture, malpropreté, manque de soins, mauvaise éducation première et une dépense plus considérable pour la mère. Et elle hésiterait encore ! Et la société hésiterait à propager cette œuvre qui conserve la vie aux enfants en les moralisant, qui conserve les enfants à leurs mères en les moralisant également ! Malgré les mauvais vouloirs de quelques aveugles, ce n'est vraiment pas possible. Est-il utile de répéter ici ce que tout le monde sait, ce que j'ai développé moi-même longuement ailleurs (*Influence de l'hygiène sur le développement physique, moral et intellectuel de la première enfance*), que les enfants, lorsqu'ils sont âgés de plusieurs mois, et suivant leur force et leur développement, en outre du lait qui doit être et qui reste leur principal aliment, sont nourris de panades, de crèmes bien faites, de bouillons et de potages gras, et qu'à la crèche, plus que partout ailleurs, les lois de l'hygiène la plus saine sont observées. Du reste, l'honorabilité, le dévouement des personnes charitables qui s'occupent de cette œuvre depuis près de vingt-cinq ans, répondraient au besoin pour moi, si un doute pouvait s'élever à ce sujet.

Certains philosophes moralistes diront bien que la Crèche est inutile, ainsi que les garderies, parce que la mère doit garder son enfant, le nourrir exclusivement de son lait, se vouer à lui jour et nuit. C'est très-juste, et je suis de leur avis pour la femme dans une position sociale aisée ; c'est très-juste également, si l'on ne consulte que les lois que la nature a tracées à l'homme et à la femme. Mais ce serait compter sans les erreurs, les exigences de la civilisation, qui ont détourné la femme de la mission que Dieu lui avait donnée, de se consacrer exclusivement à la propagation, à la conservation de l'espèce, et qui la forcent à travailler elle-même pour gagner sa vie, son pain de chaque jour, à la sueur de son front. Avec la cherté actuelle de la vie matérielle, avec les habitudes de notre siècle, où le luxe est encore plus impératif que les besoins naturels, il est impossible, dans un ménage d'ouvriers, que la femme se soustraye à cette dure loi, et c'est pour l'aider dans cette nécessité de notre temps, pour lui faciliter les moyens de travailler, que la Crèche est créée. A sept ou huit heures du matin, la mère y porte son nourrisson et elle lui donne à téter ; à midi ou une heure et à quatre ou cinq heures, elle vient encore lui offrir le sein ; à sept ou huit heures du soir, en rentrant du travail, elle le reprend et lui consacre sa soirée et sa nuit. Voici ce que demande la Crèche aux mères ; mais souvent, par manque de temps, à cause de la distance trop grande du lieu de travail à la Crèche, ou par toute autre cause, la mère ne revient qu'une fois dans le jour ; alors on supplée à l'allaitement maternel par du lait de vache coupé d'eau en plus ou moins grande quantité. Cette alimentation est-elle préjudiciable à la santé des enfants de la Crèche ? Que l'on visite donc nos salles, que l'on examine les enfants, que l'on questionne les mères !

Sans doute, cette nourriture mixte est moins bonne que l'allaitement maternel seul ; mais serait-elle meilleure dans les garderies qu'à la Crèche ? Voilà ce qu'il faut se demander, et la réponse n'est pas douteuse. Nous avons vu que tous les auteurs la recommandaient. Ici comme en toutes choses, le bon sens plaide pour nous.

Les personnes qui n'acceptent pour la démonstration des faits que la statistique nous demanderont des chiffres. Sans vouloir désobliger des statisticiens, disons tout d'abord qu'à notre avis rien n'est moins certain que cette méthode numérique, lorsqu'on veut la généraliser, que cette preuve mathématique, qui varie suivant la manière plus ou moins adroite dont elle est présentée. Lorsqu'un fait est contesté, ne voyons-nous pas chaque jour plusieurs personnes produire, avec la meilleure foi du monde, avec la conviction la plus absolue, des tables de statistique dont le plus souvent les résultats sont tout opposés, et pourtant parfaitement concluants, suivant le point de vue auquel on se place. D'ailleurs, l'institution de la Crèche, par sa nature même, s'oppose à cette manière de procéder. Une mère, par exemple, travaille tout un mois, et pendant ce temps conduit chaque jour son nourrisson à la Crèche. Le deuxième mois, elle reste dix ou quinze jours sans ouvrage et garde son enfant avec elle. Le porterons-nous dans la statistique comme continuant à jouir des bienfaits de l'œuvre, ou bien comme ayant abandonné la Crèche? Ni l'un, ni l'autre, car dix ou quinze jours, ou un mois après, il viendra reprendre son berceau, lorsque la mère aura trouvé à travailler. Le donnerons-nous à son retour comme un nouvel arrivant? Porterons-nous comme unité tous les enfants qui auront occupé dans l'année un même berceau, ou bien compterons-nous comme autant d'unités les enfants qui fréquentent la Crèche, sans nous occuper du nombre de jours qu'ils y auront séjourné? — De quelque manière que l'on présente cette statistique, elle ne donnerait donc que des erreurs. Le mieux est de s'en abstenir.

C'est par l'expérience, par des preuves morales, par un examen attentif et soutenu de ce qui se passe dans nos salles, que l'on recònnaîtra l'excellence, la nécessité de l'institution. C'est en consultant les mères qui s'en servent, c'est en s'éclairant auprès des personnes charitables qui s'en occupent, que l'on apprendra les services qu'elle rend à la société, le bien qu'elle est appelée à rendre à l'Etat, à la nation. Car, répétons-le, la Crèche est une question de population, de moralisation. Que l'on encourage son établissement dans les villes, dans les campagnes, et les mères n'enverront plus leurs enfants loin d'elles en nourrice. Elles les élèveront elles-mêmes, elles les allaiterout elles-mêmes; les femmes de la campagne n'abandonneront plus leurs enfants, leur foyer domestique et tout ce qui leur est cher, pour aller au loin trafiquer de leur lait. — Elles le conserveront pour ce petit être à qui elles ont donné la vie et qu'elles vouaient, en le quittant, à une mort presque certaine. Ayant dès lors à leur disposition un lieu sûr où elles pourront le confier, pendant le jour, en des mains honnêtes, expérimentées, elles resteront chez elles, près de leurs maris; elles continueront leurs travaux, et par là les liens de la famille se trouveront resserrés; cette effrayante mortalité sur les enfants diminuera, et le pays y gagnera en population, en moralisation.

Ai-je besoin de parler des causes de nutrition que l'enfant trouve à la Crèche, et qu'il ne trouvera pas chez lui, à plus forte raison dans les garderies : la lumière, l'aération, l'insolation, une température ambiante convenable et toujours la même, qui contribuent pour une grande part à la bonne assimilation de la nourriture?

Ai-je besoin de combattre cette autre objection, tout aussi peu fondée que les autres : qu'il est mauvais pour l'enfant de jouir d'un grand bien-être, d'un confortable convenable le jour, et de retourner la nuit dans une habitation moins saine ? D'abord, la mère, en travaillant pendant qu'on lui garde son enfant, gagne un salaire qui doit améliorer sa position, son habitation, sa nourriture. Et depuis quand donc défend-on à un individu qui, pendant neuf mois de l'année, respire le mauvais air des grands centres de population, d'aller passer deux ou trois mois à la campagne pour se retremper dans un air plus vif, plus pur, plus vivifiant ? Dira-t-on : N'allez pas dans cet air sain, parce que vous serez obligé de revenir plus tard dans l'atmosphère viciée de la grande ville ? Pour ces personnes, l'égoutier qui travaille tout le jour à nettoyer les canaux souterrains des villes ne devrait donc jamais en sortir pour respirer un air plus pur, parce qu'il devra y retourner à un moment donné. Et pourtant, ce sont souvent des gens sérieux qui font de pareilles objections ; mais ce sont des gens qui ne connaissent nullement la question, qui ne se sont pas donné la peine de visiter une Crèche, et qui se contentent de répéter ce que leur ont dit des personnes peu bienveillantes à l'œuvre.

Tous les jours on cherche, par une hygiène étudiée et raisonnée, et cela est digne d'éloges, à améliorer nos races animales domestiques ; et tous les jours nous voyons dans les concours agricoles obtenir les meilleurs résultats, les résultats cherchés et prévus. Pourquoi ne ferait-on pas pour l'homme ce que l'on fait pour les animaux ? La civilisation a-t-elle dit son dernier mot pour la conservation, l'amélioration, le bonheur de notre espèce ? Les intéressants travaux qui ont été présentés depuis quelques années devant nos Académies, les discussions auxquelles ils ont donné lieu, prouvent le contraire. Pour améliorer une espèce animale, on agit primitivement sur les rejetons, et non sur les pères et mères. La Crèche, l'Asile, nous fournissent les moyens d'agir sur l'enfant dès sa naissance, et le Gouvernement, qui encourage les tentatives faites pour l'élève des animaux, ne ferait rien pour l'élève humain ! Ce n'est pas admissible. Il y aurait là un non-sens qui répugnerait à l'esprit le plus superficiel.

Je crois en avoir assez dit pour démontrer :

1° Que la nourriture de l'enfant doit être réglementée ;

2° Que l'enfant n'a pas besoin de téter plus souvent que toutes les deux heures, dans les premiers temps de sa naissance ; plus tard toutes les trois et même quatre heures, vers l'âge de trois ou de cinq mois ;

3° Que l'allaitement mixte, c'est-à-dire l'allaitement maternel aidé de l'allaitement artificiel par le lait de vache, loin d'être préjudiciable à l'enfant, est recommandé par presque tous les auteurs, pour laisser aux mamelles le temps de sécréter une quantité suffisante de lait nourrissant et de bonne qualité. — Qu'en conséquence, la mère, en venant allaiter son nourrisson une ou deux fois par jour (en outre de l'allaitement du matin et du soir), et la Crèche, en lui donnant également à boire du bon lait de vache une ou deux fois, satisfont aux exigences d'une bonne hygiène, d'une hygiène rationnelle ;

4° Que le grand bien-être, les soins éclairés, la propreté, les bons procédés dont l'enfant jouit à la Crèche, en opposition avec le peu de confortable qu'il retrouve le soir chez lui, loin d'être un vice inhérent à l'institution, est au contraire le plus grand bienfait qu'elle puisse procurer ;

5° Enfin, que la Crèche, en fournissant à la mère les moyens de garder son nourrisson près d'elle au lieu de l'envoyer en nourrice ; en lui procurant en même temps la facilité de travailler, de gagner sa vie, sans pourtant l'y forcer, resserre les liens de la famille, augmente son aisance, diminue la mortalité qui sévit sur les enfants du premier âge, et moralise la société.

5556 — Paris, imprimerie Jouaust, rue Saint-Honoré, 338.